DU
TRAITEMENT
DE
LA CATARACTE

SANS OPÉRATION,

ET DES OBSTACLES QUE L'ADMINISTRATION OPPOSE A SON EFFICACITÉ.

PAR M. GONDRET,

Médecin de la Faculté de Médecine de Paris; Fondateur de la Clinique Ophthalmologique à l'Hôtel-Dieu, pendant les années 1831, 1832 et 1833; Médecin honoraire de la Société Philanthropique de Paris, Médecin consultant de l'Institution Royale des Jeunes Aveugles; Membre honoraire de la Société de Médecine-Pratique de Paris; Membre correspondant de l'Académie Impériale Médico-Chirurgicale de Saint-Pétersbourg, et de la Société de Médecine de Lyon; Auteur de plusieurs Mémoires lus à l'Académie Royale des Sciences, et d'un Traité sur la Dérivation.

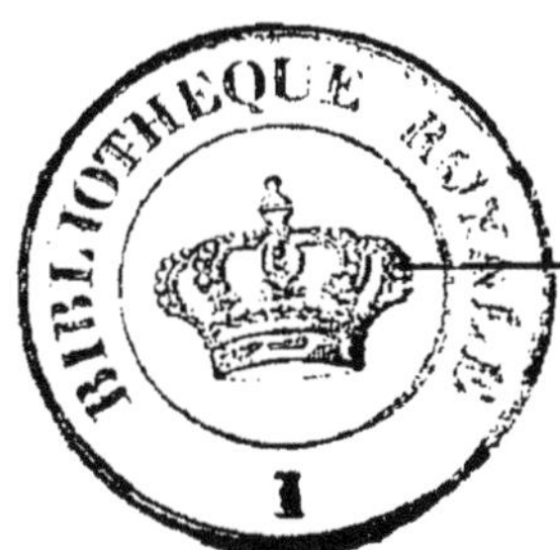

PARIS,

Chez JUST ROUVIER et LEBOUVIER, LIBRAIRES,

RUE DE L'ÉCOLE DE MÉDECINE, 8.

—

1839.

DU

TRAITEMENT

DE

LA CATARACTE

SANS OPÉRATION,

ET DES OBSTACLES QUE L'ADMINISTRATION OPPOSE A SON EFFICACITÉ.

On parle beaucoup de la responsabilité dans les actes de l'administration ; mais il paraît que jusqu'ici c'est un mot à l'aide duquel on cherche à faire impression sur le public pour arriver à de certaines fins, qui sont, quoi qu'il advienne, la prise des places et la perpétuité des abus, ou pis que cela. On verra que je ne suis pas en peine de prouver cette assertion dans une cause d'un intérêt général.

Depuis plus de vingt ans, je réalise un fait de la plus haute importance pour la société, la résolution de la cataracte commençante ; et je le prouve chaque jour par des exemples pris dans tous les degrés de cette maladie. A la rigueur, je ne serais tenu que de démontrer la guérison du premier degré de cette lésion, puisque cela suffit pour en empêcher le développement ultérieur ; mais la faculté de la méthode que j'ai créée s'étend, non seulement à tous les degrés de cette affection dans des proportions diverses ; elle est encore très efficace dans les cas des cataractes qui ont été opérées sans succès, ou avec un succès incomplet.

Or, ces faits sont réels et nombreux ; et je les ai produits devant l'Académie royale des Sciences, à l'hôpital Necker, et pendant deux années, à l'Hôtel-Dieu de Paris. De plus, j'ai fait connaître, soit dans différents Mémoires, soit dans mon *Traité de la Dérivation,* dans tous leurs détails, les moyens à l'aide desquels j'obtiens ces résultats, savoir : pommade ammoniacale, collyre d'éther et d'alcohol ammoniacal, ventouses de différentes dimensions, laxatifs, etc. Je les ai donc placés dans le domaine commun ; et, s'ils ne sont pas généralement employés, ils peuvent être appliqués avec le même succès sur tous les points du globe, comme je l'ai constaté en Russie et à Londres. Il suffirait, pour arriver à ce résultat, de purger la société des erreurs et des préjugés dans lesquels on la tient avec un soin extrême.

Tous ces procédés, qui m'ont d'autant plus appauvri que j'en ai doté la société, loin de me valoir l'approbation des hommes de l'art qui s'occupent des opérations oculaires, n'ont excité chez eux, qu'une répulsion incompréhensible, qu'une jalousie implacable qui se révèle chaque jour avec une fureur indicible. L'histoire de la médecine m'avait assez prévenu d'un tel sort : mais il y a pourtant une conséquence à laquelle j'étais, je l'avoue, très loin de m'attendre ; je veux dire que, dans le but de me nuire, on ne craint pas de faire à la société, et principalement au peuple, un plus grand dommage que celui auquel l'exposent les infirmités inséparables de la condition humaine. En effet, le peuple, formant la classe ouvrière, en raison de la grande fatigue à laquelle l'exposent les travaux de cordonnier, de tailleur, de bijoutier, etc., est prédisposé à la cataracte bien avant la vieillesse. Or, au mépris des démonstrations publiques et particulières que je fais depuis si long-temps, de la possibilité d'arrêter cette maladie à son début, on dit au malade qui se présente dans les hôpitaux d'attendre la cécité pour recourir ensuite à l'opération. Or, cette nécessité d'attendre la cécité complète met réellement le malade dans le cas de mourir de faim, lui et sa famille; parce que, long-temps avant que l'opération soit praticable, il est hors d'état de travailler, et qu'il est ainsi livré à toutes les horreurs de la misère. Or, cet ouvrier, c'est aussi l'homme de Juillet qui n'a pas hésité à sacrifier sa vie pour améliorer le sort de tous. Tel était son but du moins. Quelle est donc la valeur de ce texte bannal : « *Peuple de Juillet* » comme disent les hommes parlementaires? ne serait-ce qu'un terme de dérision ou de déception? En effet, cet ouvrier est aussi un de ces malades que M. de Rambuteau, Préfet de la Seine, lors de sa visite à l'Hôtel-Dieu, appela les fils aînés de la famille française : cet ouvrier n'est rien moins, selon la Charte et M. de Cormenin, considéré collectivement, que le pouvoir souverain de la France.

Or, comment concilier tant soit peu cette origine autocratique avec les souffrances et la misère qu'on lui impose, d'une part, et l'impossibilité absolue où, de l'autre, il est de protester contre un sort si funeste ?

Je poursuis le développement des preuves.

Se présenta chez moi, il y a une douzaine d'années, M. le vicomte de Prunelé, qui avait des cataractes très avancées, pour l'opération desquelles M. Roux et d'autres oculistes l'avaient ajourné à trois mois. Il avait hésité pendant quelque temps à me consulter, parce que des oculistes de Paris l'avaient charitablement assuré que je le ferais souffrir comme un martyr, et que je le rendrais fou ou aveugle (voyez sa lettre imprimée dans l'*Universel*). Au bout de deux ou trois mois j'eus le bonheur de rétablir la vue de M. de Prunelé. Réfléchissant alors sur le danger que lui avaient fait courir tous les oculistes qu'il avait consultés, et sachant par beaucoup d'exemples les avantages de ma méthode, il eut le désir de contribuer à en étendre l'application. Il pensa que le meilleur moyen d'atteindre ce but était de me pourvoir d'une salle dans un hôpital. En conséquence. Il me proposa de parler, à ce sujet, à M. de Martignac, alors Ministre de l'Intérieur. Je lui répondis que j'étais on ne peut plus disposé à remplir ses vues, et que, d'ailleurs, j'avais des droits fort anciens à une place de médecin d'hôpital ; mais que je doutais que l'intrigue ne fermât pas les voies à l'auteur de la *pommade ammoniacale*, au propagateur des *ventouses*, etc ; remèdes utiles dans le plus grand nombre de maladies, et propres sur-tout à en arrêter les progrès dès leur début.

M. de Prunelé ne tarda pas à me transmettre de la part de M. de Martignac les dispositions les plus favorables à son vœu ; mais le ministre exigea une demande de ma part. Comme j'éprouvais incessamment les atteintes les plus violentes et la jalousie de certains opérateurs, je ne fis cette demande qu'avec répugnance, étant convaincu qu'elle tournerait contre moi. En effet, au lieu de vérifier les faits de ma pratique, qui sont démonstratifs et péremptoires, il envoya ma demande à l'Académie royale de Médecine, où j'étais déjà mal noté par le fait suivant :

Une de nos notabilités médicales, M. le docteur Sédillot, ancien rédacteur du *Journal de Médecine du Département*, Membre titulaire de l'Académie royale de Médecine, aujourd'hui âgé de quatre-vingt-deux ans, est, depuis longues années, sujet à la néphrite. Il était dans l'usage de se faire saigner cinq ou six fois du bras lorsqu'il avait une atteinte de sa maladie. Je le prévins, il y a une douzaine d'années, que plusieurs fois j'étais parvenu à guérir en quelques minutes la néphrite la plus aiguë au moyen de l'application d'une ventouse scarifiée au périnée, en ôtant tout au plus une once ou deux de sang. Il ne tint pas d'abord compte de mon avis ; et, dans un accès violent de gravelle, il se fit saigner du bras cinq fois de suite.

Comme cette médication ne le soulageait pas, il se ressouvint de mon conseil, et me fit inviter à me réunir à une consultation de plusieurs médecins distingués, MM. Renauldin, Devèze, Tartra, Bourgeoise, Delarroque, etc. Je rapportai, en présence de ces confrères, les exemples favorables à la ventouse que j'avais recueillis, sans exception, contre l'affection de M. Sédillot. On ne rejeta pas précisément ma proposition ; mais on inféra de la présence de la couenne inflammatoire qu'il fallait encore saigner du bras, on fit trois nouvelles saignées ; mais ce fut sans plus de succès, et le malade septuagénaire paraissait complétement épuisé. Je fus rappelé en désespoir de cause, et j'eus le bonheur de soulager mon honorable confrère, du moment que je plaçai la ventouse au périnée ; et, au premier coup de piston de la pompe pneumatique, la douleur étant dissipée, la petite pierre qui était jusque-là fixée dans l'uretère, descendit dans la vessie d'où bientôt elle fut expulsée.

M. le docteur Renauldin, qui avait reçu de la part de l'Académie Royale de Médecine, la mission de lui rendre compte de l'état de santé de M. Sédillot, eut la généreuse pensée de faire abnégation de son amour-propre, et de m'attribuer l'honneur de la guérison de son collègue. Comment se fit-il que son dévouement fut pour moi un écueil, et que lorsqu'il eut prononcé mon nom, il s'éleva un murmure presque général d'improbation ? Je ne me trompai pas sur cet acte de répulsion, entièrement dû à M. Portal, médecin du Roi, qui ayant eu connaissance de la guérison inespérée du docteur Sédillot, dont le bruit avait couru avant la séance, disposa contre moi, d'avance, des voix amies et de toutes celles qui flottent dans une société, habiles à se placer sous le vent de la faveur. D'après les marques d'estime que m'avaient accordées depuis long-temps les médecins, au sujet de mes travaux, je compris les motifs particuliers de cette défaveur apparente, et me gardai bien de la considérer comme un acte de barbarie.

Lors de l'envoi de ma lettre au Ministre, dans les bureaux

de l'Académie Royale de Médecine, M. Portal ne fut que l'auxiliaire bénévole du représentant général des opérations qui se font sur les yeux, de M. Lisfranc, chirurgien en chef de l'Hospice de la Pitié. Nul homme ne m'a donné, depuis vingt ans, de plus grandes marques d'estime que ce chirurgien, puisqu'il pratique habituellement ma méthode dans son hôpital, contre la goutte sereine, dont le succès est autrement difficile que celui qui regarde la cataracte, et qu'il a publié dans les journaux de médecine, les résultats de cette pratique, en proclamant le nom de son auteur. Toutefois, M. Lisfranc me déclara en particulier qu'il ne souffrirait pas qu'on me donnât une salle dans son hôpital, le seul où il eût alors un local vacant ; et en conséquence, il fit un rapport qui est l'inverse de toutes les assertions qu'il avait émises jusqu'à ce jour sur ma méthode. Ma demande fut rejetée dans le sein de l'Académie. Je refutai le rapport de cette société avec de nouveaux faits et sur-tout avec ceux qui émanaient de la pratique de M. Lisfranc ; or, on peut facilement vérifier qu'il avait plusieurs fois démontré son efficacité soit dans des rapports à la société philanthropique, soit à son hôpital où le résultat d'une seule année a été dans ses mains la guérison par ma méthode, de douze goutte sereines sur quinze. Cette réfutation, entièrement logique et péremptoire, ne fit aucun effet sur le ministre, et les cataractés ont depuis été condamnés, comme par le passé, à perdre la vue au mépris de la faculté et la faire disparaître. Ainsi, le rejet de ma demande fut à la fois un déni de justice à mon égard, une flétrissure imméritée, elle fut en même temps un suffrage puissant accordé aux préjugés relatifs à la cataracte et une prime à l'intérêt privé qui se lie à l'opération de la cataracte contre le bien général de la science et de l'humanité. Ce jugement de l'Académie, et l'abandon que fit en conséquence le ministre d'une cause aussi importante à la société, ne sont que des bagatelles en comparaison de ce qui s'est passé depuis. Alors nous étions sous la restauration; depuis, nous avons le gouvernement que les hommes parlementaires rapportent au peuple. Or, nous verrons bientôt le degré de crédit qui est attribué à cette puissance souveraine et l'intérêt qu'elle inspire. Nous verrons aussi qu'il ne lui est pas permis de faire une réclamation et qu'elle est condamnée à subir toutes les conséquences d'une science que l'on s'efforce de rabaisser à la mesure des temps de barbarie, et des efforts que la civilisation ajoute à la puissance de la jalousie.

Je fus consulté, il y a environ huit ans, par madame la duchesse de Choiseul-Praslin, qui était aveugle depuis plusieurs années; elle avait un œil complétement cataracté depuis une trentaine d'années; l'autre œil avait été opéré avec un succès qui s'était maintenu pendant quelques années; mais il y en avait plusieurs aussi que la vision y était éteinte. Je parvins à rétablir un peu cet organe; madame de Praslin peut se diriger dans les localités qu'elle connaît, et se contente de cette faculté; je lui conseillais encore dernièrement de se faire opérer l'autre œil, et elle me répondit qu'elle n'en ferait rien tant qu'elle conserverait le degré de vision qu'elle a acquis et qui se maintient depuis huit ans. Ce résultat fit sur cette dame la même impression qu'un beaucoup plus considérable avait produit sur M. le vicomte de Prunelé, et elle me témoigna le désir que je fusse appelé à pratiquer ma méthode dans un hôpital. Je lui répondis que la chose était impossible et qu'il n'y avait pas de puissance humaine capable de lutter contre les priviléges et le crédit des chirurgiens oculistes. Elle ne voulait pas croire à la puissance de ces obstacles et elle vint un jour chez moi avec M. le comte de Breteuil, son frère, alors Administrateur des Hôpitaux de Paris. Leurs efforts réunis ne me convainquirent pas, mais je ne crus pas devoir me refuser à l'offre que me fit M. de Breteuil de me faire autoriser à traiter les malades dans un hôpital. C'était pour moi une occasion d'être utile, et je me résignai à l'abnégation et aux sacrifices pécuniaires que commandait une telle mission. En effet, l'Administration prit, en 1831, un arrêté en vertu duquel j'étais autorisé à pratiquer ma méthode sur les malades que voudraient bien me confier les médecins de l'Hôtel-Dieu. Ainsi je ne pouvais pas soigner un malade sans la permission d'un médecin ; il fallait donc mériter la confiance de mes confrères pour que mon service pût avoir un développement quelconque. Au bout de deux à trois mois MM. les Docteurs HONORÉ, GUÉNEAU DE MUSSY et BALLY firent à l'administration un rapport dans lequel ils ont certifié que ma pratique, *faite sous leurs yeux, avait été utile dans beaucoup de maladies oculaires qui avaient été rebelles aux autres traitements et qu'elle était tout-à-fait exempte d'inconvénients.* L'administration prit aussitôt un arrêté dans lequel elle m'accordait deux salles spéciales. Réclamation soudaine des trois chirurgiens de l'Hôtel-Dieu, MM. Dupuytren, Brechet et Sanson. M. de Barbé-Marbois, chargé de la haute direction de cet hôpital, provoqua une réunion générale des médecins et chirurgiens de cet établissement. Mes œuvres furent défendues par le plus grand nombre des médecins, et un troisième arrêté me confirma dans mes fonctions. Dans leur désappointement les chirurgiens eurent une fiche de consolation, l'invasion du choléra décida l'administration à destiner mes deux salles aux cholériques. Je continuai mon service avec un succès toujours croissant. En effet huit ou dix médecins de l'Hôtel-Dieu et d'autres médecins des hôpitaux m'adressaient leurs malades, ce qui me composait un service journalier de plus de deux cents personnes ; à cette époque j'ai eu le bonheur de rendre la vue à plusieurs cataractés chez lesquels l'opération n'avait point réussi, et qui la conservent encore aujourd'hui après six ans de traitement. Mais ce succès exaltait l'irritation de mes adversaires, et ils prirent leurs mesures pour m'ôter un poste qui leur faisait ombrage. La mort de M. Portal leur vint en aide. Ayant été nommé à sa place, M. Orfila assuma sur lui la responsabilité de mon renvoi ;

cet acte ne put avoir lieu toutefois qu'en l'absence de M. le duc de Doudeauville et de M. le comte de Breteuil qu'on élimina du sein de l'administration générale des hôpitaux, afin de m'ôter et aux malades l'appui de leur suffrage.

Le succès de mes adversaires fut caractérisé par l'audace la plus scandaleuse, comme cela se voit dans beaucoup d'affaires médicales. Pour me remplacer, on créa un service ophtalmologique à M. Sanson, qui n'en avait que faire, puisqu'il avait dans son service de chirurgien de l'Hôtel-Dieu une grande latitude pour traiter les maladies d'yeux. Il y avait, d'ailleurs, une inconséquence complète à charger un chirurgien d'un service purement fondé sur des vues et une pratique médicales. C'est une erreur due à l'enfance de l'art que les maladies oculaires soient attribuées aux chirurgiens, puisque par leurs causes et leur siége ces affections sont essentiellement du ressort médical. Lorsque les médecins se décideront à s'en occuper, les opérations sur les yeux seront rarement nécessaires. Après vingt-cinq mois d'un service actif, il fut enjoint à mes malades de se rendre à la consultation de M. Sanson; mais aucun ne voulait s'y rendre. Bien plus : se trouvait parmi eux bon nombre d'anciens militaires qui, ayant passé par ses mains, ne voulaient pas y retourner, et étaient on ne peut plus animés à faire un mauvais parti à MM. Dupuytren, Brechet et Sanson. Je vis le moment où ils allaient se ruer avec fureur contre ceux qu'ils regardaient comme les auteurs de la suppression de mon service. Alors je pris à part les plus violents; je leur fis entendre que j'allais réclamer auprès de l'administration, dont la religion avait été surprise; qu'elle avait déjà fait beaucoup pour eux, et qu'ils devaient compter sur sa sollicitude à leur égard. J'engageai les plus doux à se rendre auprès de M. Sanson, et ce fut de la sorte qu'il commença son nouveau service. J'aimais à me venger ainsi à l'égard de mes adversaires, de leurs torts passés, présents et futurs. Quand les malades auraient tué les chirurgiens, ceux-ci eussent été remplacés par

d'autres , ma cause et celle des malades n'en étaient pas moins
perdues auprès d'une administration qui, tout honorable qu'elle
est , peut être faussement dirigée dans un intérêt de coterie.
J'allai voir M. Orfila , qui m'apprit que mon renvoi et la no-
mination de M. Sanson étaient son fait. Entre autres choses,
je lui objectai qu'il confiait un service médical à un homme
qui est principalcment chirurgien , et qu'en cette qualité il est
d'avis qu'on ne doit traiter les cataractes qu'après le développement de la cécité. Il me répondit que M. Sanson ferait l'application de ma méthode , puisque je l'avais démontrée publi-
quement. Tout cela me fut dit d'un air léger, ironique et
triomphant. Je me suis résigné à toutes les éventualités qui
pouvaient surgir d'un affront non mérité, n'en pouvant mais.
J'écrivis au Ministre de l'Intérieur, alors M. Thiers, qui me
manda que l'administration accordait les plus grands éloges
à mon service, mais qu'elle me l'avait ôté d'après la réclamation des médecins. Cette dernière assertion eût été caractéri-
sée de formule jésuitique sous la restauration, puisqu'il n'y
avait que trois chirurgiens qui réclamassent contre mon service, et qu'il était, au contraire, soutenu par la confiance de
dix médecins. M. Sanson profita amplement de sa nouvelle po-
sition, et si j'en voulais croire beaucoup de malades qui me
sont revenus après l'avoir consulté , il me paya d'une façon un
peu singulière le service de lui avoir probablement sauvé la
vie ; enfin , j'attendais toujours qu'il réalisât l'espèce d'enga-
gement que M. Orfila avait pris à son sujet. Or, après cinq ans
révolus depuis qu'il m'a remplacé, ce chirurgien a publié,
en 1838, un Mémoire sur la cataracte. Au lieu d'y trouver un
traitement de cette maladie sans opération, j'ai vu, comme je
m'y attendais, que M. Sanson ne croit pas à la possibilité de
traiter cette maladie autrement que par une œuvre chirurgi-
cale. Il ajoute qu'il n'a connaissance d'aucun fait qui justifie
toute autre faculté thérapeutique; qu'il a même employé les
différents moyens proposés sous ce rapport, mais qu'il n'a rien

recueilli de satisfaisant ; en conséquence , il s'en rapporte ex-
clusivement à l'opération , sur les différents procédés de laquelle il s'étend avec détail. Ce qu'il y a de plus curieux ensuite dans son ouvrage, ce sont les développements des inconvénients de l'opération. Bien qu'ils soient incomplets, il
en dit assez pour effrayer tout lecteur qui aurait des atteintes
de cataracte, et pour l'engager à saisir toute autre voie de
guérison que les procédés opérateurs. Il me paraît assez extraordinaire que, pendant deux années de mon service à l'Hôtel-Dieu, M. Sanson n'ait pas eu connaissance de la guérison
de tant de cataractes que je dissipais ou suspendais ; il était fort
à l'aise pour s'en convaincre ; ses éléves pouvaient aussi rap-
porter les résultats dont ils étaient témoins ; plusieurs même ,
par attachement pour leur maître, ont engagé mes malades à
me quitter pour aller à lui. Ainsi il avait pour garants de mes
œuvres ses éléves, les malades et tous les médecins qui me
chargeaient de les traiter. M. Dupuytren n'était pas aussi in-
crédule, malgré la violence de son opposition, comme il me
l'a prouvé à cette époque, en conseillant devant moi ma méthode à M. le lieutenant-général Drouot, ainsi que cela se peut
vérifier facilement dans la consultation écrite qu'il a remise
sous mes yeux à ce personnage distingué. La seconde assertion
de M. Sanson consiste en ce qu'il n'a constaté aucun résultat
favorable des divers traitements proposés contre la cataracte ,
dans lesquels ma pratique est nécessairement et implicitement
comprise. Or, je porte à M. Sanson et à tout chirurgien-oculiste
de Paris le défi suivant, savoir : de réaliser la conservation ou
le rétablissement de la vue dans les cas de cataracte au prorata
du degré de la maladie, dans presque tous ses degrés et même
dans les cataractes opérées sans succès. Il n'est même point
nécessaire que j'applique moi-même le traitement ; il suffira
d'un homme illétré et ignorant, mais qui a contracté depuis
huit ans l'habitude de me seconder dans les soins que je donne
journellement à la classe ouvrière. — Jean-Marie Patoche, de

Suippres, département de la Marne, ouvrier en châles, perdit la vue par une goutte-sereine double. A l'hôpital de Reims, on lui mit un séton à la nuque. N'ayant pas guéri, il vint à Paris. Entré à l'hôpital de la Charité et à l'Hôtel-Dieu, MM. Roux et Dupuytren ne voulurent pas le traiter, et le renvoyèrent comme incurable. Il entra à l'hospice Baujon, où M. Marjolin lui fit appliquer la pommade ammoniacale au sinciput. Malheureusement l'élève, abandonnant chaque jour ce topique pendant vingt-quatre heures au lieu de cinq minutes, le malade eut des accidents inflammatoires qui firent abandonner ce procédé. Toutefois, ce traitement lui procura une amélioration momentanée qui ne se soutint que jusqu'au moment de l'invasion des accidents dont je viens de parler. Il eût nécessairement guéri à cette époque si l'on eût employé la pommade dans la mesure couvenable, et qu'on l'eût accompagnée des adjuvants que j'ai proposés comme indispensables. Le malade fut envoyé à l'hôpital Necker, où M. de Larroque fit rétablir le séton à la nuque. La vue ne s'améliorant pas, ce médecin avait résolu de le faire conduire comme incurable à Bicêtre. Sur ces entrefaites, un matin, comme nous nous rendions, M. de Larroque à l'hôpital Necker, moi à l'Hôtel-Dieu, nous nous rencontrâmes au bureau de *Omnibus* de la place Dauphine. Ce confrère me demanda où j'allais, et se rappelant, comme collègue aux Dispensaires de la *Société philanthropique,* m'avoir souvent adressé des malades affectés de maladies oculaires, il me pria de me charger de son malade pour faire une dernière tentative avant de le confiner définitivement à Bicêtre. M. le docteur Honoré voulut bien accorder un lit à Jean-Marie Patoche, afin de me mettre à même de le traiter. Au bout de deux à trois mois il était guéri, et je le gardai par deux motifs : pour confirmer sa guérison, qui s'était fait attendre trois ans, et parce que j'utilisais son zèle pour appliquer, sous mes yeux, au grand nombre de malades que j'avais, pommade ammoniacale, collyres, douches sur les yeux, ventouses, etc. Quand mon service prit fin, il me suivit, et, depuis six ans, sa vue s'étant fortifiée encore, il me seconde souvent auprès de mes malade.

Bien que ce médecin sans brevet ne sache pas un iota, il ne se trompe pas sur le diagnostic des maladies oculaires et des symptômes concomitants; il reconnaît parfaitement goutte-sereine, glaucome, cataractes, iritis, et *à fortiori* les inflammations ou maladies beaucoup plus faciles à reconnaître, et il les traite à peu près avec les mêmes avantages que moi, tant l'expérience qu'il avait faite personnellement de ma méthode, et l'habitude de huit années ont fait de lui une sorte de machine à guérison. Or, tous les oculistes de Paris prétendent qu'on ne peut guérir ni gouttes-sereines ni cataractes ; je soutiens que Jean-Marie Patoche, aujourd'hui teinturier, guérirait au moins la moitié des gouttes-sereines qu'on lui donnerait à traiter, et qu'il améliorerait la vue dans tous les cas de cataractes qui n'auraient pas dépassé les degrés moyens de leur développement.

Ce que fait Jean-Marie Patoche accidentellement, par attachement pour moi et sans aucun but industriel, pourquoi ne le feraient pas tous les médecins par devoir et par conscience? Les opérateurs repoussent la lumière ; que les médecins la produisent ! et ils seront bientôt récompensés du parti qu'ils auront pris ; sur-tout qu'ils n'adressent plus aux oculistes de profession les personnes affectées de cataractes, à moins qu'elles n'aient été entraînées par les préjugés régnants, à laisser la maladie se développer complètement dans les deux yeux.

Le traitement de la cataracte est une œuvre entièrement médicale : qu'ils forment au sinciput, avec la pommade ammoniacale et au moyen d'un emplâtre de diachylon fenêtré, une vésication de quatre à cinq lignes d'étendue transversale, et de cinq à six lignes d'étendue longitudinale. Il suffit de cinq minutes au plus pour obtenir ce résultat, lorsque la pommade a été bien préparée ; lavez la plaie avec un peu d'eau froide.

si le malade est nerveux ; essuyez et pansez avec un morceau de sparadrap de diachylon. Chaque jour renouvelez le sparadrap. Lorsque la plaie paraîtra disposée à se sécher, couvrez-la d'une légère couche de pommade ammoniacale, jusqu'à ce qu'il en sorte une sérosité rougeâtre ; alors absorbez l'humidité au moyen d'un linge sec, et posez ensuite un morceau de sparadrap. Vous continuerez ainsi jusqu'à ce qu'il y ait des changements favorables et fixes. Le premier jour, après la formation de la plaie, mettez à la nuque une ventouse scarifiée par laquelle vous ôterez deux, trois ou quatre onces de sang. Pour remplir cette indication, une cloche ovalaire avec sa pompe aspirante, est plus commode que le procédé des Grecs employé par les Allemands et les Anglais. Réappliquez la ventouse lorsque le malade (ce qui est rare) se plaint de douleurs de tête ou de gonflement soit au front, soit derriére les oreilles. Chaque jour, une ou deux fois, posez, à l'aide d'un pinceau, sur le front, les tempes et les paupières fermées, une légère couche d'éther ou d'alcohol ammoniacal. (Ces préparations se forment, pour le premier corps, en introduisant par l'appareil de Woulf, le gaz ammoniac dans la liqueur anodine d'Hoffmann, et dans l'alcohol, pour le second corps). Si le malade éprouve une cuisson très vive, faites avec une seringue terminée en arrosoir, des douches d'eau froide. Ordinairement les deux collyres se vaporisent sans que le malade ait à s'en plaindre.

Ajoutez à ces médications de très légers laxatifs, pour tenir le ventre libre, quand le régime ne suffit pas pour cet effet. Il est rare qu'au bout d'un mois le malade ne soit pas un peu soulagé ; cet espace de temps suffit ordinairement pour diminuer sensiblement l'opacité peu avancée du cristallin, et pour améliorer la vue d'une manière durable ; mais il faut souvent prolonger le traitement, parce que les malades n'apprenant que par hasard les ressources qu'il y a contre leur maladie, ne se présentent le plus souvent qu'après la perte d'un œil, et lorsque l'autre est déjà compromis par une opacité plus ou moins prononcée. On conçoit que ce haut degré de développement cessera d'avoir lieu du moment que le public sera prévenu des chances avantageuses que la médecine offre dans le cas de cataracte.

Vous continuez le traitement en raison de ses effets, et vous le suspendez lorsque la vue se conserve dans les degrés acquis. Voilà cette méthode dont on ne parle aux malades que sous des rapports odieux et que tous, cependant, acceptent avec joie, fort insouciants de la très légère douleur qui l'accompagne. Elle est si facile à administrer, qu'une noble dame en ayant été témoin auprès d'une de ses parentes, et sans autre but que la charité, n'hésita pas à l'employer, dans sa terre, sur un père de famille de vingt-sept ans, qu'une double goutte sereine avait privé de la vue et que deux médecins du pays regardaient comme incurable. Aujourd'hui cet homme peut travailler, grâces au zèle de cette dame. Or, tout médecin peut beaucoup plus encore, parce qu'il sait bien mieux mesurer les médications principales et que l'expérience lui apprend à les seconder par les remèdes accessoires que peuvent motiver les diverses conditions de la santé du malade. Que les médecins ne soient point arrêtés par le pouvoir délétère de la centralisation; on a vu, par ce qui précède, que, contrairement au but des institutions dont elle se compose, elle repousse les progrès de la science et persécute leur auteur. Son pouvoir n'est rien moins qu'illusoire, car il émane de la Faculté de médecine, et l'Académie royale de médecine, de l'Administration, des ministères, et de plus de la Presse médicale et de la Presse politique; c'est contre toutes ces puissances considérées collectivement et presque en particulier, qu'il faut lutter incessamment, dût-on se faire pendre, comme il est dit dans le *Pamphlet des pamphlets*. Toutefois, cette puissance si compacte n'est un épouvantail que pour ceux qui ont peur, ou qui ne réfléchissent pas sur les exigences de leur profession. Quelque violente qu'elle soit, elle sera obligée de céder à l'évidence et au nombre des faits. N'est-il pas vrai que si l'on ne m'avait pas fait quitter l'Hôtel-Dieu depuis six ans, même tout en laissant sa nouvelle place à M. Sanson, j'aurais arrêté toutes les cataractes commençantes et rendu la vue à environ *trente-six aveugles opérés* sans succès, puisque, dans cette dernière catégorie, j'en avais guéri six dans l'espace de deux ans; c'était même une occasion admirable, pour une administration paternelle et pour la Faculté de médecine d'établir une comparaison entre les malades traités par M. Sanson, avec ses convictions et ses préventions chirurgicales, et ceux que j'aurais soignés par ma méthode; mais on ne voulait point de ma grimace à quelque prix que ce fût. Toutefois, si l'on avait pris ce parti, dicté par la sagesse et par l'humanité, combien, depuis six ans, de malheureux auxquels on eût épargné la cécité et toutes les conséquences avant et après sa formation! Que les médecins n'hésitent plus à affronter la cataracte par les moyens que j'indique; qu'ils les varient suivant les individus, et ils recueilleront une masse de faits qui confondront cette trop officieuse centralisation. Alors l'administration et tous ses auxiliaires, grands et petits, regretteront d'avoir compromis la santé du peuple et de la   société pendant un si grand laps de temps.

Je viens de signaler un abus, ses causes et les moyens d'y remédier. Que le lecteur ne croie pas que je rapporte à qui que ce soit des intentions criminelles; ce qui s'est passé tient aux mœurs nouvelles qui se sont formées en l'absence des principes. Je n'ai jamais cru que l'Académie de Médecine, malgré ses manifestations passionnées, m'ait su mauvais gré d'avoir rendu à la santé un de ses membres les plus honorables; je ne crois pas que l'administration et le ministère, qui a le droit de la contrôler, aient eu la pensée de faire aux malheureux ouvriers le moindre tort, ni que MM. Orfila et Sanson n'aient pas suivi leurs consciences; mais on a agi trop légèrement. Je n'étais point un intrus à l'Hôtel-Dieu puisque l'administration m'y avait appelé ; on a conclu contre moi de ce que mes droits étaient trop récents. On me devait une compensation et on a eu le tort de me persécuter. Les choses ne se fussent point passées ainsi il y a quarante ans. Desault, dont je fus trop peu de temps l'élève, m'eût encouragé personnellement et eût fixé l'attention de l'administration sur mes œuvres. Il l'a bien prouvé en adoptant Bichat et en lui donnant tous les secours qui étaient en son pouvoir, et sans lesquels ce beau génie n'eût peut-être pas pris un développement aussi extraordinaire ; car, dans les sciences, pour que les progrès soient réels, il ne suffit pas de l'intelligence, il faut encore que le sujet de l'observation soit assez vaste et assez varié pour qu'elle le féconde en aperçus nouveaux. Quand je cite Desault, il est loin de ma pensée de le présenter comme une exception ; sa conduite ne fut au contraire qu'une expression particulière de la conduite générale. Nous étions à cette époque fameuse de la première phase de notre éternelle révolution ; s'il y avait anarchie au dedans, il y avait à l'armée un principe admirable dont on connaît les prodiges. Elle était , comme on sait, composée de tous les enfants de la France ; le riche et le pauvre, le noble et le plébéien, soumis aux mêmes privations et aux mêmes fatigues, étaient animés dans un seul but, le salut de la patrie, sans acception d'opinions, sans gage présent, ni sans espoir de récompense. Chacun suivait naturellement les impulsions les plus nobles, sans arrière-pensée. Un chef de bataillon, le docteur Rodier, lorsqu'il avait fini son service militaire, entrait à l'hôpital d'Azpeytia où régnait un typhus qui avait fait périr la plupart des médecins ; chaque jour je suivais sa visite pendant plusieurs heures au milieu d'un foyer d'infection difficile à peindre. Croirait-on aujourd'hui que le docteur Rodier ait eu la pensée de faire valoir ses titres à la reconnaissance publique. Alors la plupart des hommes ne savaient qu'une chose, obéir à sa conscience en consacrant sa vie à l'intérêt général. Nous avons, sous ce rapport, fait des pas rétrogrades, à cause de grands intérêts qui ont surgi parmi nous. Cependant les mêmes vertus peuvent encore briller en France, mais il faudrait des mobiles plus élevés que les places et l'ignoble pot-de-vin.

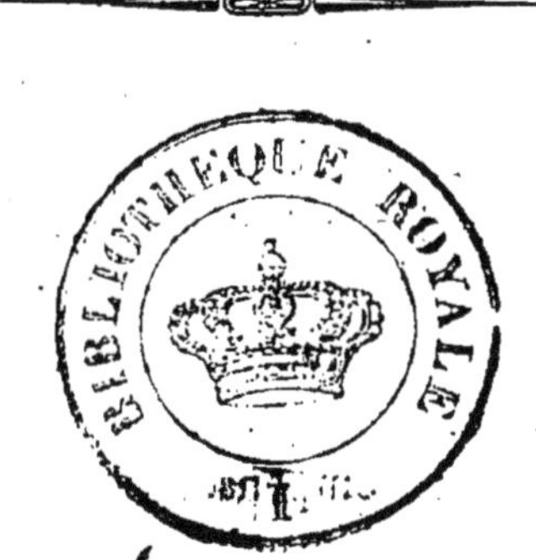